Baby Shower

_____

_____

_____

_____

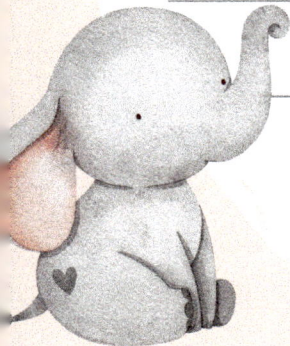

Dear Baby

I hope you learn_____

I hope you aren't afraid_____

I hope you love_____

I hope you get_____

I hope you have your mom's_____

I hope you have your dad's_____

I hope you become_____

and I hope you_____

With love

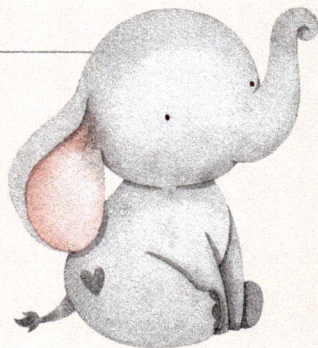

Dear Baby

I hope you learn _____

I hope you aren't afraid _____

I hope you love _____

I hope you get _____

I hope you have your mom's _____

I hope you have your dad's _____

I hope you become _____

and I hope you _____

With love

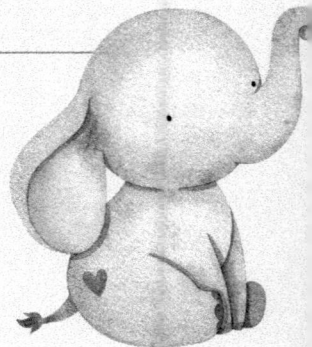

Dear Baby

I hope you learn_____

I hope you aren't afraid_____

I hope you love_____

I hope you get_____

I hope you have your mom's_____

I hope you have your dad's_____

I hope you become_____

and I hope you_____

With love

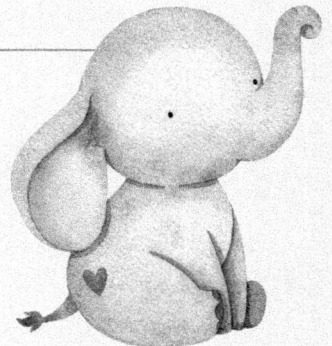

Dear Baby

I hope you learn _____

I hope you aren't afraid _____

I hope you love _____

I hope you get _____

I hope you have your mom's _____

I hope you have your dad's _____

I hope you become _____

and I hope you _____

With love

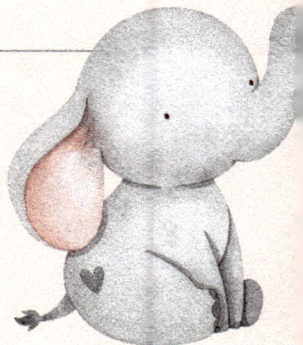

Dear Baby

I hope you learn _____

I hope you aren't afraid _____

I hope you love _____

I hope you get _____

I hope you have your mom's _____

I hope you have your dad's _____

I hope you become _____

and I hope you _____

With love

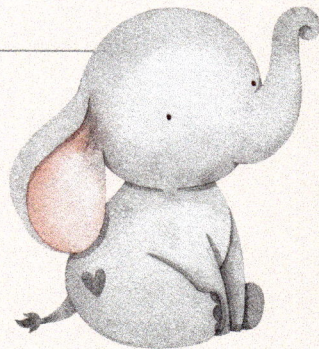

Dear Baby

I hope you learn_____

I hope you aren't afraid_____

I hope you love_____

I hope you get_____

I hope you have your mom's_____

I hope you have your dad's_____

I hope you become_____

and I hope you_____

With love

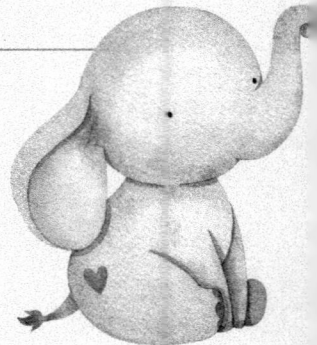

Dear Baby

I hope you learn_____

I hope you aren't afraid_____

I hope you love_____

I hope you get_____

I hope you have your mom's_____

I hope you have your dad's_____

I hope you become_____

and I hope you_____

With love

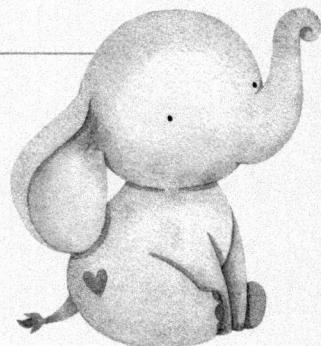

Dear Baby

I hope you learn _____

I hope you aren't afraid _____

I hope you love _____

I hope you get _____

I hope you have your mom's _____

I hope you have your dad's _____

I hope you become _____

and I hope you _____

With love

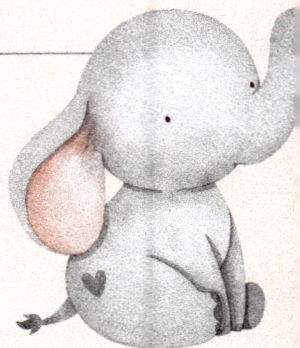

Dear Baby

I hope you learn _____

I hope you aren't afraid _____

I hope you love _____

I hope you get _____

I hope you have your mom's _____

I hope you have your dad's _____

I hope you become _____

and I hope you _____

With love

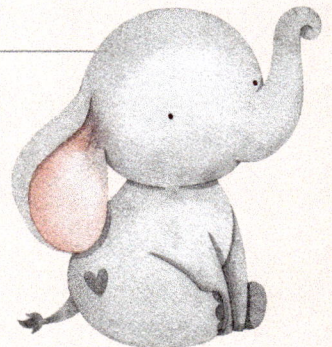

Dear Baby

I hope you learn _____

I hope you aren't afraid _____

I hope you love _____

I hope you get _____

I hope you have your mom's _____

I hope you have your dad's _____

I hope you become _____

and I hope you _____

With love

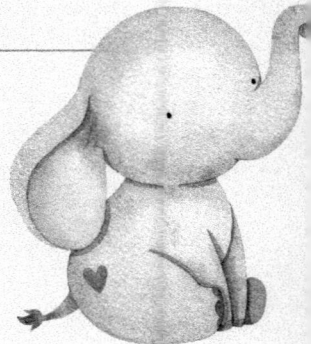

Dear Baby

I hope you learn_____

I hope you aren't afraid_____

I hope you love_____

I hope you get_____

I hope you have your mom's_____

I hope you have your dad's_____

I hope you become_____

and I hope you_____

With love

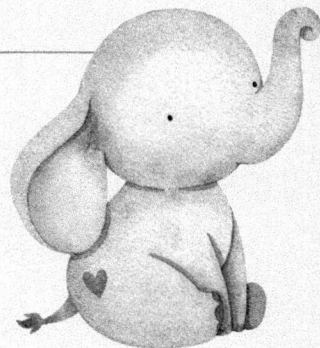

Dear Baby

I hope you learn_____

I hope you aren't afraid_____

I hope you love_____

I hope you get_____

I hope you have your mom's_____

I hope you have your dad's_____

I hope you become_____

and I hope you_____

With love

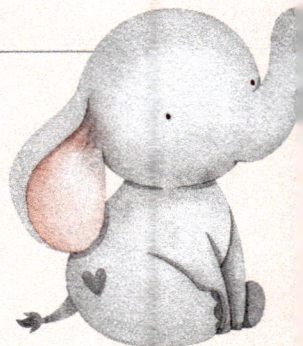

Dear Baby

I hope you learn _____

I hope you aren't afraid _____

I hope you love _____

I hope you get _____

I hope you have your mom's _____

I hope you have your dad's _____

I hope you become _____

and I hope you _____

With love

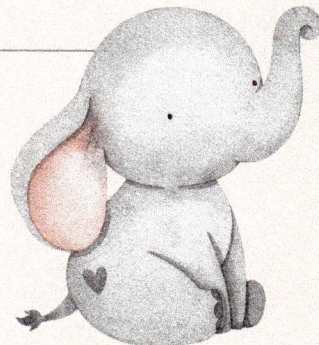

Dear Baby

I hope you learn _____

I hope you aren't afraid _____

I hope you love _____

I hope you get _____

I hope you have your mom's _____

I hope you have your dad's _____

I hope you become _____

and I hope you _____

With love

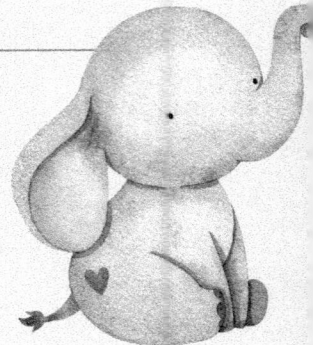

Dear Baby

I hope you learn _____

I hope you aren't afraid _____

I hope you love _____

I hope you get _____

I hope you have your mom's _____

I hope you have your dad's _____

I hope you become _____

and I hope you _____

With love

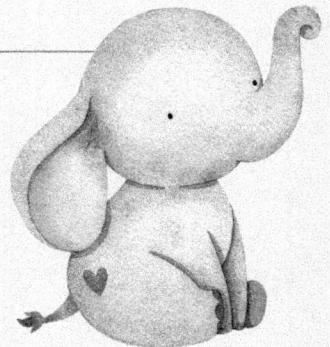

Dear Baby

I hope you learn_____

I hope you aren't afraid_____

I hope you love_____

I hope you get_____

I hope you have your mom's_____

I hope you have your dad's_____

I hope you become_____

and I hope you_____

With love

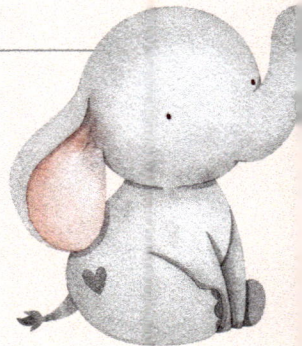

Dear Baby

I hope you learn _____

I hope you aren't afraid _____

I hope you love _____

I hope you get _____

I hope you have your mom's _____

I hope you have your dad's _____

I hope you become _____

and I hope you _____

With love

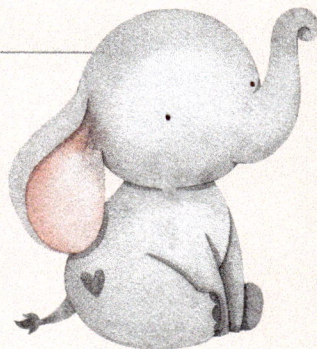

Dear Baby

I hope you learn_____

I hope you aren't afraid_____

I hope you love_____

I hope you get_____

I hope you have your mom's_____

I hope you have your dad's_____

I hope you become_____

and I hope you_____

With love

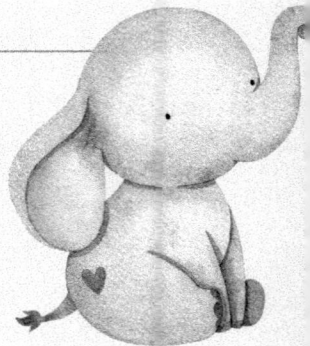

Dear Baby

I hope you learn _____

I hope you aren't afraid _____

I hope you love _____

I hope you get _____

I hope you have your mom's _____

I hope you have your dad's _____

I hope you become _____

and I hope you _____

With love

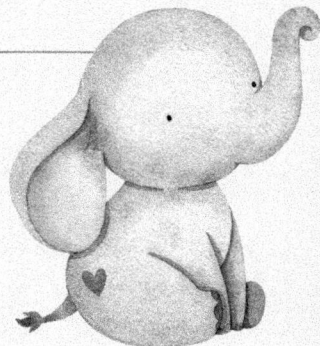

Dear Baby

I hope you learn _____

I hope you aren't afraid _____

I hope you love _____

I hope you get _____

I hope you have your mom's _____

I hope you have your dad's _____

I hope you become _____

and I hope you _____

With love

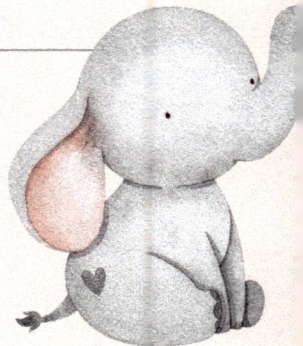

Dear Baby

I hope you learn _____

I hope you aren't afraid _____

I hope you love _____

I hope you get _____

I hope you have your mom's _____

I hope you have your dad's _____

I hope you become _____

and I hope you _____

With love

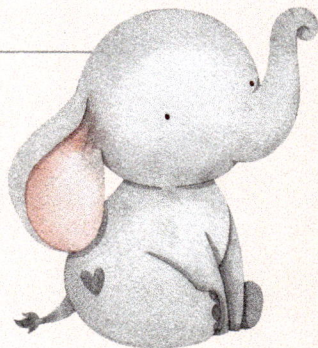

Dear Baby

I hope you learn _____

I hope you aren't afraid _____

I hope you love _____

I hope you get _____

I hope you have your mom's _____

I hope you have your dad's _____

I hope you become _____

and I hope you _____

With love

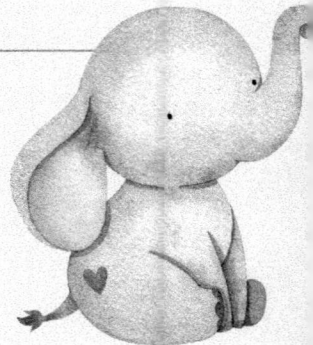

Dear Baby

I hope you learn _____

I hope you aren't afraid _____

I hope you love _____

I hope you get _____

I hope you have your mom's _____

I hope you have your dad's _____

I hope you become _____

and I hope you _____

With love

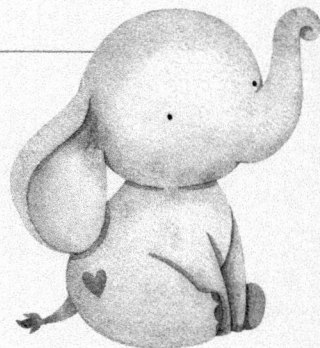

Dear Baby

I hope you learn _____

I hope you aren't afraid _____

I hope you love _____

I hope you get _____

I hope you have your mom's _____

I hope you have your dad's _____

I hope you become _____

and I hope you _____

With love

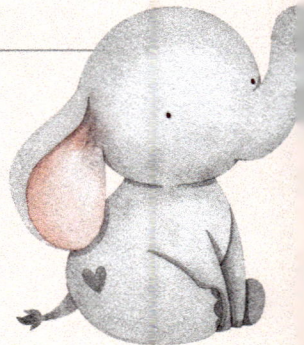

Dear Baby

I hope you learn _____

I hope you aren't afraid _____

I hope you love _____

I hope you get _____

I hope you have your mom's _____

I hope you have your dad's _____

I hope you become _____

and I hope you _____

With love

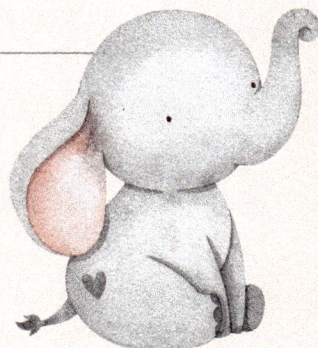

Dear Baby

I hope you learn_____

I hope you aren't afraid_____

I hope you love_____

I hope you get_____

I hope you have your mom's_____

I hope you have your dad's_____

I hope you become_____

and I hope you_____

With love

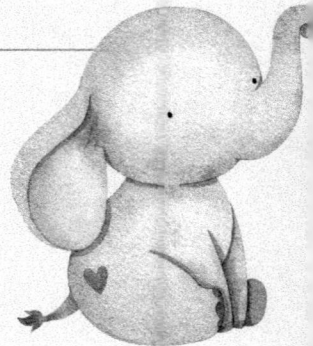

Dear Baby

I hope you learn _____

I hope you aren't afraid _____

I hope you love _____

I hope you get _____

I hope you have your mom's _____

I hope you have your dad's _____

I hope you become _____

and I hope you _____

With love

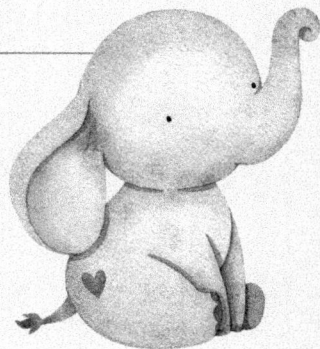

Dear Baby

I hope you learn _____

I hope you aren't afraid _____

I hope you love _____

I hope you get _____

I hope you have your mom's _____

I hope you have your dad's _____

I hope you become _____

and I hope you _____

With love

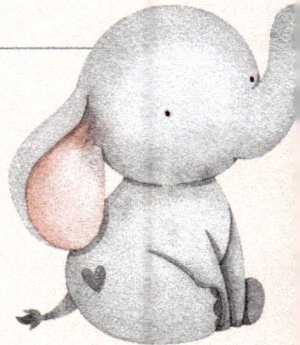

Dear Baby

I hope you learn_____

I hope you aren't afraid_____

I hope you love_____

I hope you get_____

I hope you have your mom's_____

I hope you have your dad's_____

I hope you become_____

and I hope you_____

With love

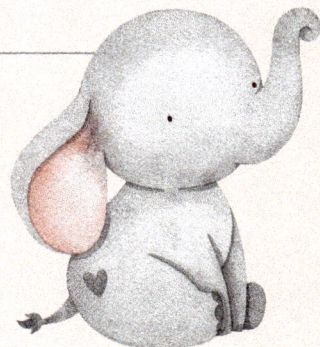

Dear Baby

I hope you learn _____

I hope you aren't afraid _____

I hope you love _____

I hope you get _____

I hope you have your mom's _____

I hope you have your dad's _____

I hope you become _____

and I hope you _____

With love

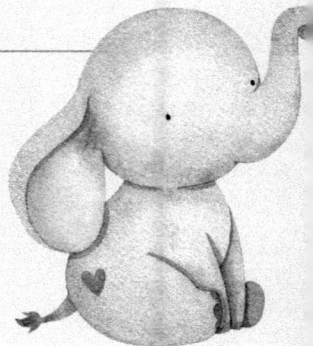

Dear Baby

I hope you learn_____

I hope you aren't afraid_____

I hope you love_____

I hope you get_____

I hope you have your mom's_____

I hope you have your dad's_____

I hope you become_____

and I hope you_____

With love

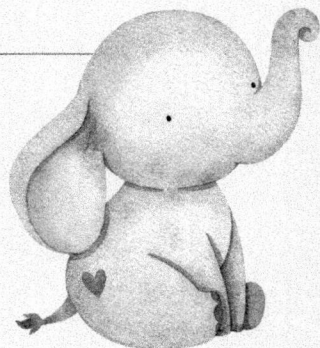

Dear Baby

I hope you learn_____

I hope you aren't afraid_____

I hope you love_____

I hope you get_____

I hope you have your mom's_____

I hope you have your dad's_____

I hope you become_____

and I hope you_____

With love

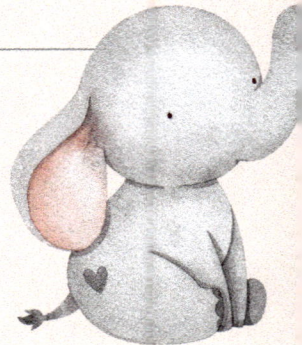

Dear Baby

I hope you learn_____

I hope you aren't afraid_____

I hope you love_____

I hope you get_____

I hope you have your mom's_____

I hope you have your dad's_____

I hope you become_____

and I hope you_____

With love

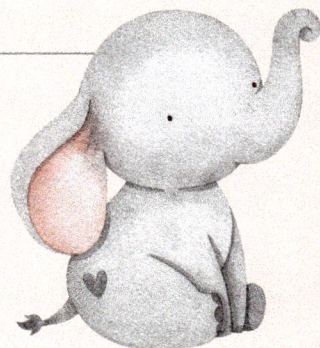

Dear Baby

I hope you learn_____

I hope you aren't afraid_____

I hope you love_____

I hope you get_____

I hope you have your mom's_____

I hope you have your dad's_____

I hope you become_____

and I hope you_____

With love

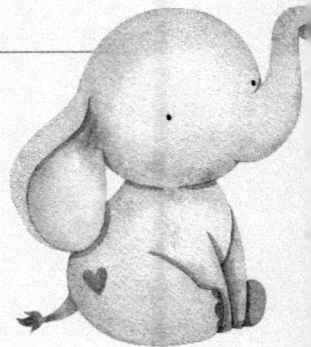

Dear Baby

I hope you learn _____

I hope you aren't afraid _____

I hope you love _____

I hope you get _____

I hope you have your mom's _____

I hope you have your dad's _____

I hope you become _____

and I hope you _____

With love

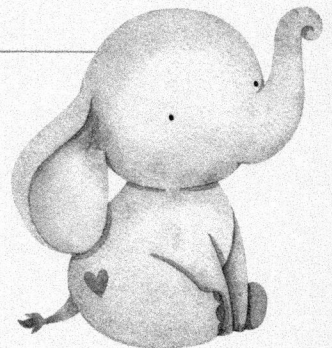

Dear Baby

I hope you learn _____

I hope you aren't afraid _____

I hope you love _____

I hope you get _____

I hope you have your mom's _____

I hope you have your dad's _____

I hope you become _____

and I hope you _____

With love

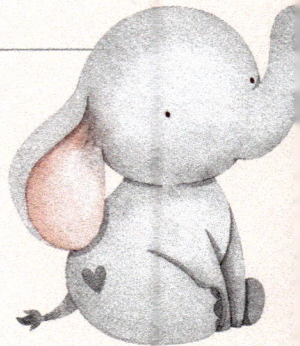

Dear Baby

I hope you learn _____

I hope you aren't afraid _____

I hope you love _____

I hope you get _____

I hope you have your mom's _____

I hope you have your dad's _____

I hope you become _____

and I hope you _____

With love

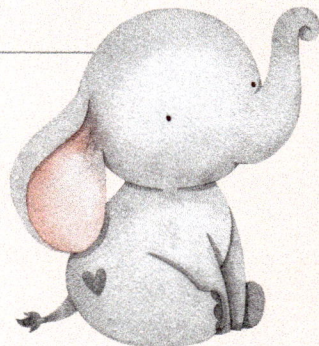

Dear Baby

I hope you learn _____

I hope you aren't afraid _____

I hope you love _____

I hope you get _____

I hope you have your mom's _____

I hope you have your dad's _____

I hope you become _____

and I hope you _____

With love

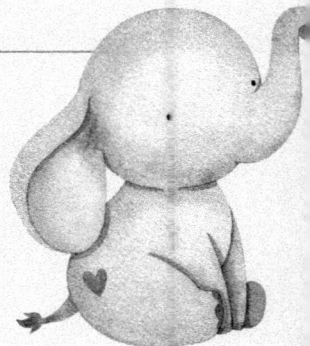

Dear Baby

I hope you learn _____

I hope you aren't afraid _____

I hope you love _____

I hope you get _____

I hope you have your mom's _____

I hope you have your dad's _____

I hope you become _____

and I hope you _____

With love

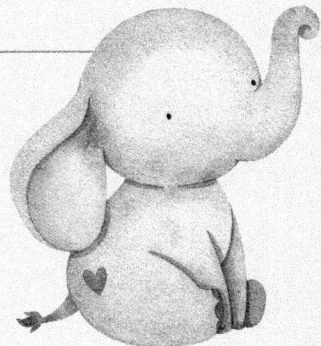

Dear Baby

I hope you learn _____

I hope you aren't afraid _____

I hope you love _____

I hope you get _____

I hope you have your mom's _____

I hope you have your dad's _____

I hope you become _____

and I hope you _____

With love

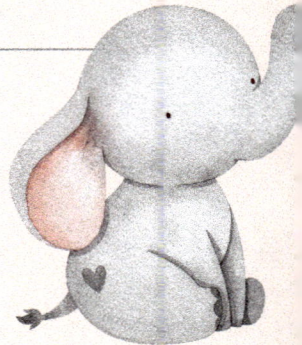

Dear Baby

I hope you learn_____

I hope you aren't afraid_____

I hope you love_____

I hope you get_____

I hope you have your mom's_____

I hope you have your dad's_____

I hope you become_____

and I hope you_____

With love

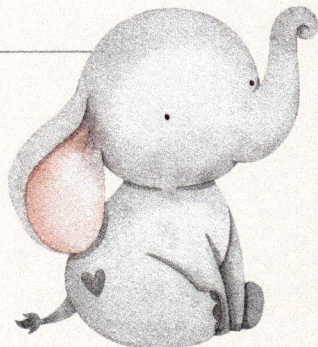

Dear Baby

I hope you learn _____

I hope you aren't afraid _____

I hope you love _____

I hope you get _____

I hope you have your mom's _____

I hope you have your dad's _____

I hope you become _____

and I hope you _____

With love

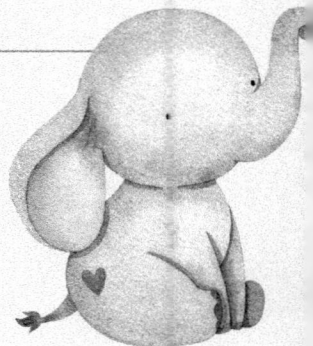

Dear Baby

I hope you learn _____

I hope you aren't afraid _____

I hope you love _____

I hope you get _____

I hope you have your mom's _____

I hope you have your dad's _____

I hope you become _____

and I hope you _____

With love

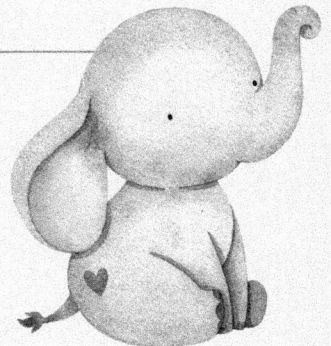

Dear Baby

I hope you learn _____

I hope you aren't afraid _____

I hope you love _____

I hope you get _____

I hope you have your mom's _____

I hope you have your dad's _____

I hope you become _____

and I hope you _____

With love

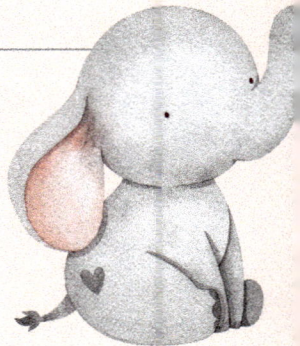

Dear Baby

I hope you learn _____

I hope you aren't afraid _____

I hope you love _____

I hope you get _____

I hope you have your mom's _____

I hope you have your dad's _____

I hope you become _____

and I hope you _____

With love

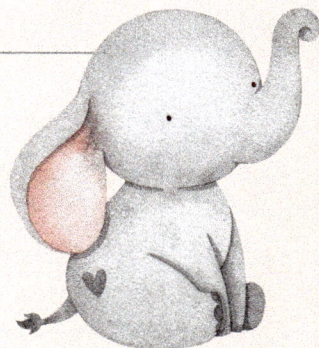

Dear Baby

I hope you learn _____

I hope you aren't afraid _____

I hope you love _____

I hope you get _____

I hope you have your mom's _____

I hope you have your dad's _____

I hope you become _____

and I hope you _____

With love

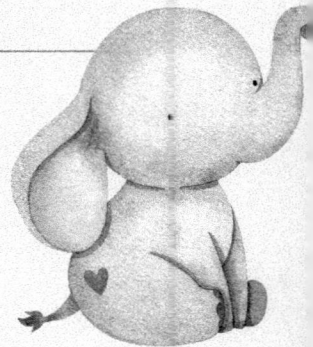

Dear Baby

I hope you learn _____

I hope you aren't afraid _____

I hope you love _____

I hope you get _____

I hope you have your mom's _____

I hope you have your dad's _____

I hope you become _____

and I hope you _____

With love

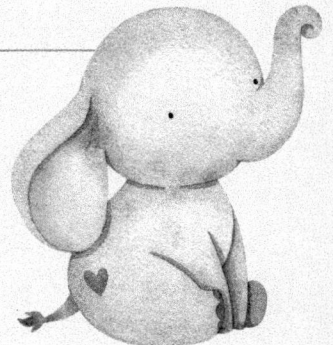

Dear Baby

I hope you learn_____

I hope you aren't afraid_____

I hope you love_____

I hope you get_____

I hope you have your mom's_____

I hope you have your dad's_____

I hope you become_____

and I hope you_____

With love

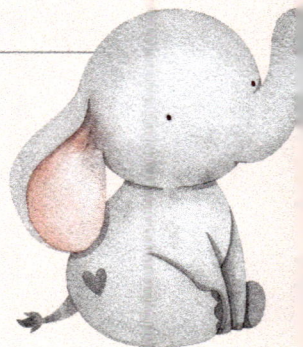

Dear Baby

I hope you learn_____

I hope you aren't afraid_____

I hope you love_____

I hope you get_____

I hope you have your mom's_____

I hope you have your dad's_____

I hope you become_____

and I hope you_____

With love

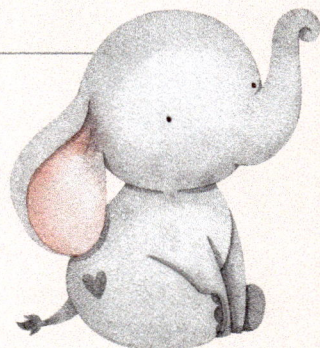

Dear Baby

I hope you learn _____

I hope you aren't afraid _____

I hope you love _____

I hope you get _____

I hope you have your mom's _____

I hope you have your dad's _____

I hope you become _____

and I hope you _____

With love

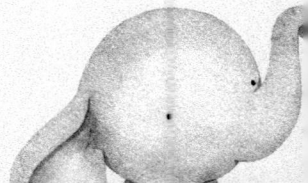

Dear Baby

I hope you learn_____

I hope you aren't afraid_____

I hope you love_____

I hope you get_____

I hope you have your mom's_____

I hope you have your dad's_____

I hope you become_____

and I hope you_____

With love

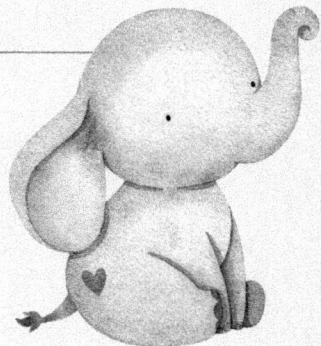

Dear Baby

I hope you learn _____

I hope you aren't afraid _____

I hope you love _____

I hope you get _____

I hope you have your mom's _____

I hope you have your dad's _____

I hope you become _____

and I hope you _____

With love

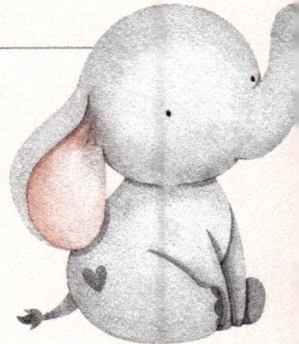

Dear Baby

I hope you learn _____

I hope you aren't afraid _____

I hope you love _____

I hope you get _____

I hope you have your mom's _____

I hope you have your dad's _____

I hope you become _____

and I hope you _____

With love

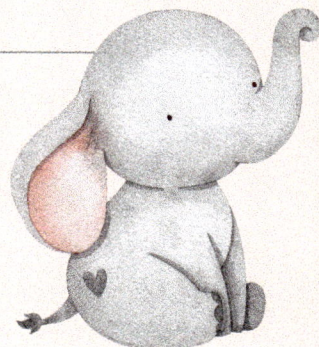

Dear Baby

I hope you learn_____

I hope you aren't afraid_____

I hope you love_____

I hope you get_____

I hope you have your mom's_____

I hope you have your dad's_____

I hope you become_____

and I hope you_____

With love

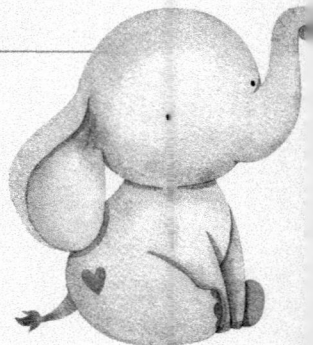

Dear Baby

I hope you learn _____

I hope you aren't afraid _____

I hope you love _____

I hope you get _____

I hope you have your mom's _____

I hope you have your dad's _____

I hope you become _____

and I hope you _____

With love

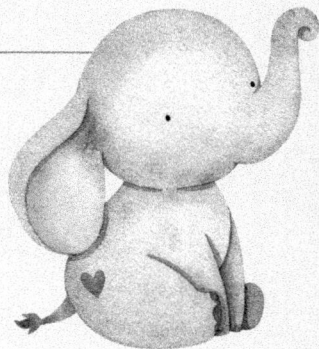

Gift Log

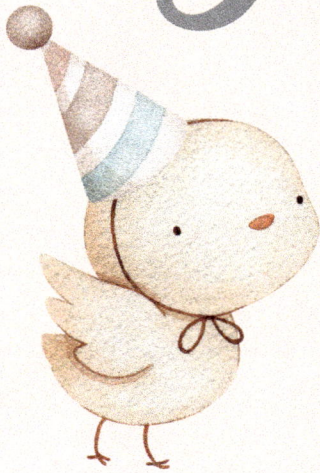

Name	Gift

me	Gift

Name	Gift

Name	Gift

Name	Gift

ame	Gift

Name	Gift

ame	Gift

Name	Gift

ame	Gift

Name	Gift

www.ingramcontent.com/pod-product-compliance
Lightning Source LLC
Chambersburg PA
CBHW040836300326
41914CB00061B/1416